T$_{2656}$

RECHERCHES

SUR LE

TRAITEMENT DE L'ÉPILEPSIE

(**Haut mal, Mal caduc, Mal sacré, etc.**).

PREMIER MÉMOIRE,

présenté à l'Académie des Sciences le 28 mai 1849,

Par le D' P. CHÉNEAU,

Professeur de Médecine (Maladies de poitrine),
Médecin des Épidémies du département de la Seine,
Membre de plusieurs Sociétés savantes, etc.

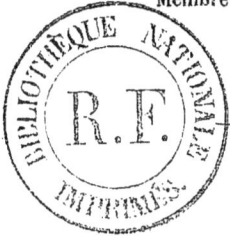

PARIS,

CHEZ L'AUTEUR, PLACE VENDOME, 22;

CHEZ J.-B. BAILLIERE, LIBRAIRE DE L'ACADÉMIE DE MÉDECINE,
rue de l'École-de-Médecine, 17.

1849

Mon but, en publiant ce travail, est de rendre incontestable la curabilité de l'épilepsie par le secours de la médecine. Mais en rapportant des observations où la digitale a été le principal agent de guérison, je ne viens pas vanter cette substance comme un moyen unique dans le traitement de l'épilepsie, comme une panacée contre cette maladie. Je ne crois pas à *un moyen* contre aucune maladie; je crois à un but à remplir, à une direction de traitement que détermine l'appréciation des circonstances dans lesquelles se trouve le malade. Ce but une fois arrêté, bien des moyens peuvent être employés pour l'atteindre ; mais il n'est pas douteux qu'il en soit de meilleurs les uns que les autres, qui aient une action plus directe. Eh bien! je dis que la digitale est un modificateur puissant du système nerveux, et l'habitude que j'ai de m'en servir dans les affections pulmonaires m'a fait la choisir de pré-férence dans le traitement de l'épilepsie.

Jusqu'alors je n'ai eu qu'à m'en louer; ce-pendant nous verrons, dans un prochain mémoire, que d'autres substances médica-menteuses peuvent avoir un résultat tout aussi heureux, et même dans certains cas, lui être préférables. Tout consiste donc dans la méthode, et, comme nous l'avons dit, dans l'appréciation des conditions indi-viduelles.

Je ne crains pas de dire que j'ai obtenu de nombreuses guérisons, et j'offre avec confiance, aux membres des académies, de prouver ce que j'avance. Personne ne

supposera sans doute que je prétende guérir l'épilepsie dans tous les cas. Assurément
quand elle sera due à des tumeurs osseuses,
développées dans la boîte du crâne, à des
ramollissements considérables du cerveau
ou de la moelle épinière, etc., je ne réus-
sirai pas. Mais je ne désespérerai pas non
plus du succès, parce que l'épilepsie sera
compliquée d'idiotisme, de paralysies,
même étendues, ou de certaines affections
qu'on a cru devoir rapporter à des lésions
anatomiques du cerveau. On en trouvera
la preuve dans plusieurs des observations
que je vais rapporter.

On conçoit combien il est difficile de
préciser le temps que devra durer le traitement d'une épilepsie, et cependant j'ai eu
souvent à lutter, sur ce point, contre l'exi-
gence des familles et même de quelques
médecins. Dans beaucoup de maladies nerveuses, on patiente pendant des années, et

l'on se félicite quand, au bout de ce temps, on a obtenu des améliorations réelles quelque peu appréciables ; mais dans celle qui nous occupe, c'est avec peine qu'on se résigne à persévérer pendant une année, et même durant quelques mois, si un mieux bien prononcé ne vient soutenir l'espérance toujours prête à s'échapper. S'il me fallait, d'après mon expérience, fixer un temps pour la disparition des accès, je dirais comme moyenne 6 à 8 mois; mais il me serait impossible de préciser cette durée pour aucun malade en particulier. Certainement je n'aurais jamais supposé pouvoir faire cesser, en quelques jours, des accès qui se répétaient fréquemment et depuis longtemps, et cependant je l'ai fait. De même, il m'est arrivé de trop espérer pour des malades qui ont résisté à tout traitement. Chose remarquable, après avoir cessé, chez plusieurs de ces derniers, tout médicament pendant plusieurs mois, je les ai traités de nouveau, et la guérison a été facile.

Quel que soit le temps que je mettrai à obtenir la guérison de l'épilepsie, je croirai avoir rendu un immense service à l'humanité si je l'obtiens. Eh bien ! ma conviction, d'après les faits que je possède, est que je puis arriver à ce résultat dans la moitié des cas à peu près. Une seule condition me paraît indispensable, c'est que les malades soient près de moi, soumis à mon observation et à ma surveillance journalières, et non pas séparés par des distances considérables qui ne permettent qu'un traitement par correspondance.

Six observations constituent de fait le travail que je soumets à l'Académie. J'aurais pu en réunir un plus grand nombre, mais celles-ci n'auraient été que des répétitions des premières, par conséquent n'auraient offert aucun intérêt réel.

Celles que je rapporte m'ont paru pouvoir élucider quelques points de la science mal déterminés jusqu'à présent. Toutes attestent la possibilité de la guérison de l'épilepsie. Les quatre premières montrent que celle-ci n'est pas exclusive aux premiers âges de la vie. La troisième est assurément une des plus curieuses que la science ait enregistrées : il s'agit d'une épilepsie compliquée d'idiotisme et d'hémiplégie, et dont le traitement a été couronné d'un succès complet. Enfin les deux dernières sont relatives à une forme d'épilepsie dont on s'est encore peu occupé ; je veux parler du tournis chez l'homme.

A ces observations, j'ai joint quelques réflexions pratiques. Ce n'est donc pas, comme on le voit, un travail méthodique que je produis aujourd'hui ; ce ne sont que des faits de guérison, suivis de quelques remarques.

RECHERCHES

SUR LE

TRAITEMENT DE L'ÉPILEPSIE

(Haut mal, Mal caduc, Mal sacré, etc.).

Iʳᵉ OBSERVATION.

HOSPICE DE BICÊTRE. — SERVICE DE M. LE Dʳ VOISIN, MÉDECIN EN CHEF.

Épilepsie idiopathique existant depuis six ans chez un
jeune homme âgé de 20 ans ; *cause déterminante présumée,* frayeur. Guérison depuis deux ans.

ANTÉCÉDENTS.

Ming... (Nicolas-Eugène), âgé de 20 ans, cor-
donnier, épileptique depuis l'âge de 14 ans, est
né de parents bien constitués. Il n'a jamais été
malade, même dans sa plus tendre enfance. Son
caractère est doux et même un peu timide, dis-

1

position qu'il dit avoir héritée de ses parents, chez
lesquels il n'a jamais connu d'affections nerveuses. Malade depuis l'âge de 14 ans, il rapporte
son affection épileptique à la frayeur. Il descen-
dait chercher de la bière dans une cave quand il
crut apercevoir un spectre vêtu de blanc. Pris de
frayeur, il éprouve un étourdissement, sent ses
jambes défaillir, et perd complétement connaissance. Il était couché dans son lit quand il s'é-
veilla; il éprouvait alors de la céphalalgie et du
besoin de dormir.

ÉTAT PRÉSENT LORS DE SON ENTRÉE A L'HOSPICE DE
BICÊTRE.

Système osseux. — Taille de 5 pieds 1 pouce;
tête bien conformée.

Si l'on veut attacher quelqu'importance aux
dispositions phrénologiques, nous dirons que le
crâne de Ming... se fait surtout remarquer par la
prédominance des organes que l'on croit affectés
aux facultés intellectuelles et de bienveillance
ainsi qu'à l'attachement amical. Ce qui est certain,
c'est qu'il se fait remarquer par la douceur de son
caractère. Sa figure est douce et peut-être un
peu efféminée. La poitrine est peu développée,

ainsi que les épaules et le dos. En général, le système osseux est petit.

Système musculaire. — Partout peu saillant, sans qu'il y ait cependant de maigreur remarquable.

Système adipeux. — Nul ou presque nul.

Système pileux. — Les cheveux et les poils sont châtain-clair tirant sur le roux, et peu nombreux.

Système cutané. — Peau épaisse et d'un aspect sale, parsemée à la figure et aux mains de taches de rousseur.

Système circulatoire. — Le pouls est faible et fréquent, 90 pulsations et dépression facile de l'artère.

Système digestif. — Comme chez le plus grand nombre des épileptiques, langue blanchâtre, large et humide (état différent de celui que des auteurs attribuent aux épileptiques, dont ils disent l'appareil digestif toujours sain); appétit modéré, pas de soif dans le jour, sommeil bon, selles régulières.

ACCÈS.

Après l'accès qui a suivi immédiatement la frayeur, il s'en manifesta un nouveau au bout de

trois jours. Entre ceux qui survirent ensuite, il y
eut quatre, cinq et même quelquefois huit jours
d'intervalle, jamais davantage. Souvent aussi on a
compté plusieurs accès dans la même journée. En
ce moment, les accès ont lieu à des époques indé-
terminées; mais depuis son entrée à l'hospice,
Ming... n'a pas été plus de trois jours sans en
éprouver. Ils surviennent indistinctement le jour
et la nuit; quand ils ont lieu le jour, c'est surtout
après le repas. Jusqu'alors, il n'y a pas eu pendant
leur durée d'émission d'urines ni de matières
fécales. La durée est d'un quart d'heure à peu
près. Il est bon de nous expliquer à cet égard, car
il est difficile de comprendre qu'un accès dure
un quart d'heure. Lorsque l'accès doit le prendre,
le malade est saisi tout à coup d'une sorte de
pression à la muque, pression qui semble quelquefois s'étendre au devant du front; un cri est
poussé, et le malade tombe aussitôt sans connaissance, se portant à droite plutôt qu'à gauche.
Après quelques instants de convulsions tétaniques
principalement du côté droit, un bruit rauque et
stertoreux se fait entendre vers la poitrine, et une
diminution de la rougeur de la face annonce que
l'accès est suspendu ; je dis suspendu, car aucun
signe n'a prouvé que le malade n'était plus étran-

ger à ce qui l'entoure. A peine quelques moments se sont-ils écoulés,qu'une rougeur nouvelle couvre sa figure, et que de nouvelles convulsions se déclarent. Ce sont ces espèces de crises, se succédant les unes aux autres pendant un quart d'heure à peu près, qui constituent un accès. Après ces crises, survient le plus souvent une somnolence irrésistible pendant plusieurs heures; parfois elle ne dure qu'un quart d'heure.

TRAITEMENT.

Ming... était à la campagne lorsque les premiers accidents eurent lieu. Plusieurs médecins des environs le traitèrent, mais inutilement. Il fut transporté à Paris à l'hospice des Orphelins, et de là à Bicêtre, dans le service de M. Voisin. Ce médecin prescrivit d'abord les purgatifs, dont l'emploi fut prolongé pendant quatre mois. On ne saurait dire qu'ils aient été salutaires, puisque la fréquence des accès ne diminua pas pendant ce laps de temps. Les accès avaient toutefois été modifiés dans leur forme et dans leur ordre de succession. Ainsi, lorsque l'accès devait avoir lieu, il était précédé d'un fourmillement remarquable dans l'un des bras, et ordinairement dans le bras droit, ou bien d'un besoin avide de boire de l'eau fraîche. Quant à leur ordre de succession, il survenait presque toujours deux accès l'un après l'autre, et ils étaient assez régulièrement séparés par un intervalle de deux jours. Bien qu'on ne puisse attacher aucune importance réelle à ces changements, il n'est pas sans intérêt de remarquer la modification produite par un traitement actif de quatre mois.

Le vin de quinquina à la dose de 90 grammes par jour, et 3 bols de thériaque de 75 centigr. chaque, furent alors prescrits, puis bientôt après l'extrait de belladone, mais bien qu'employé à des doses différentes et même très-petites, il fallut le supprimer. Ce médicament ne fit qu'augmenter le nombre des accès.

La belladone fut donc remplacée par la digitale unie au datura stramonium et à l'extrait de genièvre.

Voici le mode d'administration et les résultats observés :

Trois fois par jour une pilule de :

Poudre de digitale. . . 5 centigr.
Datura stramonium. . 1 —
Extrait de genièvre. . . Q. s.

Pendant **8** jours, aucune différence observée.
Alors trois fois par jour, trois pilules de :

Poudre de digitale. . . 5 centigr.
Datura stramonium. . 1 —
Extrait de genièvre. . . Q. s.

18 *novembre* 1846. — Changement notable
dans les accès ; il n'en survient plus qu'un à la
fois, il paraît de moindre durée ; il y a eu 6 jours
d'intervalle entre les deux derniers accès (rap-
pelons qu'auparavant il y avait 3 jours au plus).
Continuation des pilules. — Lavement avec
sulfate de quinine, 30 centigr. le soir, et tous les
deux jours.

29 *décembre*. — Quatorze jours entre les deux
accès.

Continuation des pilules à la même dose. —
Le sulfate de quinine est porté à 50 centigr. par
lavement, avec addition de 6 gouttes d'opium de
Rousseau.

20 *janvier* 1847. — Disparition complète des
accès. Le même traitement a été continué pendant
deux mois encore ; mais on a eu soin d'interrom-
pre de temps en temps la digitale, à cause de
l'irritation qu'elle déterminait vers l'estomac, et

on l'a remplacée par de la thériaque ou par du
vin de quinquina. Depuis ce temps, aucun accident n'a reparu, et Ming..., après avoir pu repren-
dre ses occupations, vient de s'engager soldat dans
l'armée d'Afrique.

IIe OBSERVATION.

Épilepsie existant depuis treize ans chez un homme âgé
de 42 ans; *cause déterminante*, frayeur. Traitement
commencé en avril 1846; guérison presque immédiate,
aucun accident ne s'est reproduit jusqu'à ce jour. —
J'ai dû ce malade à l'obligeance de M. le Dr LEMAISTRE-
FLORIAN.

ANTÉCÉDENTS.

M. P..., âgé de 42 ans, malade depuis 1832.
Rien dans sa famille ne peut faire supposer
l'hérédité de l'épilepsie. M. P... n'a jamais été
malade jusqu'en 1832, il n'a pas même éprouvé les affections communes à l'enfance; ainsi
il ne se rappelle d'avoir eu la rougeole ni la petite
vérole, il n'a jamais eu de dartres. Arrivé à l'âge
de 15 ans, il s'est livré à la masturbation d'une
manière abusive; cependant il n'a jamais éprouvé
les symptômes que ces excès occasionnent. A 16

ans, il prit la profession d'imprimeur, et il se maria à 21 ans.

CAUSES.

Les circonstances que nous venons d'énoncer ont-elles pu être prédisposantes à l'épilepsie? Ce qui est certain, c'est que M. P... a joui d'une excellente santé jusqu'en 1832 (29 ans). A cette époque, un homme se brûla la cervelle à côté de lui. Il fut vivement impressionné, et, deux mois après, un accès eut lieu durant la nuit, lorsque M. P... pensait encore à ce suicide.

ÉTAT PRÉSENT.

Système osseux. — Taille de 5 pieds 2 pouces, épaules larges et poitrine développée, crâne bien conformé; figure agréable, mais exprimant la souffrance.

Système musculaire. — Prononcé; quoique maigre, M. P... est assez robuste.

Système cutané. — Peau brune, teint bilieux.

Système pileux. — Cheveux et barbe noirs.

Système nerveux. — Très-impressionnable.

Système circulatoire. — Peu développé, pouls faible et fréquent.

Système digestif. — Les digestions sont lentes, souvent des dérangements de ventre ont lieu; l'appétit est peu prononcé, la soif fréquente, les urines souvent épaisses, le sommeil ordinairement agité.

ACCÈS.

Les accès eurent lieu d'abord à des intervalles très-longs. Les premiers se manifestèrent la nuit, et les derniers se montrèrent le jour.

Le premier accès survint en 1832.

Le deuxième, le 9 février 1838 (6 ans d'intervalle).

Le troisième, le 24 septembre 1840.

Le quatrième, le 24 décembre 1842.

Ensuite les accès se rapprochèrent, et dans les derniers temps (1846) il s'en présente souvent deux par mois. Ils n'offrent rien de particulier. Lorsque l'attaque commence, les yeux se fixent en l'air et finissent par se fermer, les dents se serrent, la bouche se tourne, et les muscles du côté droit s'agitent spasmodiquement. La face devient rouge-violet, les membres se roidissent, et la connaissance se perd complétement. Au bout de quelques instants, un bruit rauque, une sorte de ronflement s'échappe de la poitrine; des mucosités, quelquefois un peu mêlées de sang, sortent par la bouche, et la crise cesse. (Je transcris les paroles des parents du malade.) A la suite de l'attaque, il reste un grand accablement et un assoupissement profond. Pendant tout le temps que dure l'accès, le malade fait avec la main un mouvement comme pour arracher quelque chose qui lui pèserait sur le creux de l'estomac.

Phénomènes consécutifs. — A la suite des accès, il reste de la céphalalgie pendant deux jours au moins; elle est accompagnée de trouble dans la vue. Il semble au malade que tout ce qui est dans l'appartement tourne autour de lui. Il y a dans la tête des battements isochrones à ceux du cœur (la région du cœur examinée n'offre rien de remarquable). Le pouls est plus fort que dans l'état habituel; mais il ne bat que 75 pulsations comme à l'ordinaire. Le teint est plus terreux que d'habitude, la bouche est amère, et le malade éprouve de la soif. La région de l'estomac n'a aucune sensibilité.

Traitement commencé le 20 avril 1846, cinq jours après le dernier accès, et les symptômes consécutifs existant encore.

Tartre stibié, 10 cent. dans deux verres d'eau;

puis bouillon de veau et purgatif avec la décoction de sené.

30 *avril.* — Infusion de quinquina, 12 grammes dans 125 grammes d'eau, à prendre par cuillerée de deux en deux heures. Frictions sur le creux de l'estomac avec le tartre stibié. Bonne nourriture, et le plus de repos physique et moral possible (M. P... avait cru remarquer que ses accès avaient eu lieu surtout après la fatigue).

2 *mai.* — Nouvel accès le 1er mai, moins fort que d'habitude, mais les accidents consécutifs sont aussi prononcés. Continuation du quinquina, et de plus 6 pilules contenant en tout :

Poudre de digitale. . . . 15 cent.

Datura stramonium. . . 2 —

Suc de réglisse ramolli. . Q. s.

15 *mai.* — Pas d'accès; céphalalgie légère, il est vrai, mais existant depuis deux jours. Cessation du quinquina, 3 tasses de thé noir, continuation des pilules.

10 *juin.* — Pas d'accès, continuation des pilules.

Il est inutile, je crois, de suivre plus longtemps

la description de ce traitement, qui, de fait, n'a
consisté que dans l'emploi de la digitale et du
datura stramonium à des doses variées, et quelquefois interrompu pour être remplacé par la
thériaque ou le genièvre.

Le succès de ce traitement a été tel, ou, comme
on l'a dit, le hasard m'a si bien secondé, que tous
les accidents ont cessé presque immédiatement
pour ne plus reparaître. Une saison passée à Vichy
a semblé ajouter au succès obtenu, car depuis ce
voyage la teinte bilieuse habituelle a de beaucoup
diminué, et les digestions sont devenues meil-
leures qu'elles n'étaient depuis longtemps. J'ai souvent encore occasion de voir M. P..., et aucun accident ne s'est reproduit.

IIIe OBSERVATION.

Épilepsie existant depuis plusieurs années chez une demoiselle de 13 ans ½, ayant amené l'idiotisme et la paralysie de la moitié du corps; cause inconnue. Traitement commencé le 14 juillet 1846; cessation complète
des accidents épileptiques le 8 janvier 1847. — M. le D^r
CLAIRAIN a traité cette malade avant moi, et mademoiselle JOLIVET, institutrice à la barrière de l'Étoile, a été
témoin des circonstances que je vais décrire.

Mademoiselle*** est âgée de 13 ans et ½. Rien
dans sa famille ne peut faire admettre l'hérédité
de la maladie. Mademoiselle*** offre à un haut
degré tous les caractères d'une constitution lymphatique; elle a eu dans son enfance et conserve
encore des glandes au cou (celles-ci cependant
n'ont jamais abcédé).

Son système osseux est assez développé, sa
taille élevée, ses épaules larges, mais la poitrine
est resserrée.

Ses muscles sont mollasses, les lèvres grosses,
et la membrane qui les recouvre est d'un rouge
pâle.

La peau est fine, blanche et comme infiltrée.

Le système pileux est d'un châtain clair et
presque blond.

Le système adipeux est abondant et lâche.

Le système circulatoire offre dans le pouls un peu de fréquence. Les pieds et les mains sont constamment froids et rougeâtres, comme s'ils étaient le siége d'engelures continuelles.

Bien que dans le système nerveux on rencontre de l'irritabilité et de la susceptibilité, il y a une grande apathie morale, de la lenteur dans les réponses et les mouvements.

Les fonctions digestives se conservent intactes, l'appétit est bon, et les selles régulières; mais le ventre est gros et ballonné, la langue est blanchâtre.

La menstruation n'est pas établie.

INVASION.

Sans cause appréciable, les accidents parurent en 1843. Dans le commencement, ils survinrent indistinctement à toutes les heures de la journée; plus tard, ce ne fut que dans les premiers moments du sommeil.

SYMPTOMES PRÉCURSEURS.

Les symptômes précurseurs ont toujours été

peu déterminés ; cependant un gonflement du nez et des éternuments ont souvent précédé l'apparition d'un accès, pendant plusieurs heures au moins.

ACCÈS.

Dans le commencement de la maladie, le caractère épileptique pouvait être contesté, c'est-à-dire que, pendant les accès, il n'y avait pas de rougeur à la face, que la perte de connaissance était souvent incomplète, et que la somnolence consécutive n'existait pas ; mais bientôt tous ces symptômes se montrèrent, et, joints à l'état convulsif des muscles du côté droit, ils ne permirent plus de douter du véritable caractère de l'affection.

Les accès ont donc consisté, au bout de peu de temps, dans une contraction convulsive et saccadée des muscles du côté droit du corps, avce lividité et rougeur prononcée de la face, écume à la bouche, perte complète de connaissance, état comateux, à la suite de l'accès, et oubli complet de ce qui s'était passé, lors du retour à la raison.

FRÉQUENCE.

Les accès n'ont jamais été bien fréquents. On

peut évaluer qu'ils sont survenus une fois par mois.

FORCE.

Mais ils ont toujours été très-violents. Plusieurs fois ils ont effrayé les personnes qui avaient l'habitude de garder la malade. Alors la rougeur de la face passait à une teinte violacée presque noire, qui durait encore 12 heures après la résolution. La somnolence consécutive était aussi très-prononcée. Quelquefois, pendant sa durée, un saignement de nez a eu lieu.

ACCIDENTS CONSÉCUTIFS.

C'est à la suite de ces accès violents que l'hémiplégie est survenue ainsi que l'idiotisme.

Hémiplégie.—L'hémiplégie occupe le côté droit; elle est assez prononcée pour que la cuisse et la jambe aient de la peine à enlever le pied du sol; cependant, dans certains moments, la difficulté de marcher n'est pas aussi considérable.

La sensibilité de ce côté est loin d'être égale à celle du côté sain.

Le bras droit est moins affecté que le membre inférieur, mais il manque de force et laisse ap-

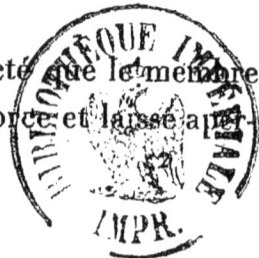

ccvoir une différence notable, dans la fermeté des
chairs, avec celle du bras gauche. Cette dernière différence est moindre dans la jambe et la
cuisse.

Idiotisme.—L'idiotisme est venu par degrés ainsi
que l'hémiplégie; il a présenté une augmentation
notable à la suite des accès. Outre l'impossibilité
de se livrer aux occupations intellectuelles, on
remarque que la parole est lente. Il y a une moro-
sité habituelle; la langue ne présente aucune dévia-
tion, lorsqu'on la fait sortir de la bouche, mais
celle-ci est légèrement contractée.

TRAITEMENT.

C'est dans l'état que je viens de décrire que
mademoiselle*** fut confiée à mes soins, après
avoir suivi déjà bien des traitements. Voici le résultat de celui que j'ai commencé le 4 juillet 1846.

L'état de la constitution et les accidents nerveux durent également exciter mon attention. Chacun offrait des indications particulières. En effet,
si l'on ne peut dire sérieusement que la constitution
lymphatique fût la cause des accidents épileptiques,
on ne peut non plus se refuser d'admettre qu'elle
dût exercer une influence assez grande sur l'ac-

tion des moyens employés pour les combattre.
Aussi les préparations ferrugineuses, le quinquina,
les frictions, les bains iodurés, etc., furent-ils mis
en usage en même temps que les pilules de digitale
et de datura. Les premiers étaient donnés dans
l'intervalle des accès, et les pilules, lors de leur
imminence présumée.

Au mois de janvier 1847, les crises épileptiques
cessèrent pour ne plus reparaître. Les autres accidents persistèrent beaucoup plus longtemps, et
même on en trouve encore quelques traces; mais
la constitution s'est considérablement améliorée,
et au mois de janvier 1849, les règles se sont
établies sans la moindre difficulté. Il y a plus d'un
an que mademoiselle*** a pu rentrer en pension
et prendre part aux leçons qui y sont données en
commun. La paralysie, qui a beaucoup diminué et
qui diminue encore tous les jours, lui permet
actuellement de courir dans le jardin et de s'y
livrer à des exercices gymnastiques.

———————

Note. — Georget (*Dictionnaire de médecine* en
21 volumes, article *Épilepsie*) indique comme

symptôme caractéristique de l'épilepsie « une pâleur extrême de la face, succédant subitement, vers la fin de l'accès, à la rougeur plus ou moins intense qui existait pendant celui-ci. »

Je n'ai jamais rencontré ce fait, et dans l'intention d'en vérifier l'exactitude, 120 accès ont été observés avec soin à l'hospice de Bicêtre, mais il ne s'est pas présenté une seule fois.

Toujours dans l'épilepsie, la rougeur survient pendant l'accès et se continue jusqu'à ce que les convulsions aient cessé; souvent même elle dure encore après. Dans ces deux circonstances, la rougeur diminue par degrés, mais elle n'est jamais remplacée brusquement par la pâleur que signale Georget. Un malade de l'hospice de Bicêtre offre, il est vrai, ce changement brusque de coloration, mais il n'est pas épileptique. Voici en quelques lignes l'observation qui le concerne : « G..., âgé de 20 ans, est né d'une mère devenue hystérique en le mettant au monde. D'une constitution lymphatique et nerveuse, il fut, à la suite de contrariétés, affecté de spasmes nerveux qui ont pu faire croire à la présence de l'épilepsie. Mais les convulsions sont égales des deux côtés ; les membres s'agitent dans une grande étendue et en tous sens; ces accès se terminent souvent par des

éclats de rire ou par des larmes; souvent ils sont
précédés de besoin d'uriner ou de spasmes dans
l'estomac. Si quelquefois la perte de connaissance
est complète au moment de l'accès, souvent
aussi le malade entend ce qui se passe autour
de lui ; et d'ailleurs l'affaissement consécutif
n'existe pas. Le malade se sent brisé, mais toutes
les facultés intellectuelles reprennent de suite leur
intégrité. » Évidemment ce cas appartient beaucoup plus à l'hystérie qu'à l'épilepsie; en outre,
un fait contre 120 ne pourrait établir qu'une ex-
ception. Il est donc probable que l'auteur de l'article précité aura confondu.

IVᵉ OBSERVATION.

Épilepsie existant depuis deux ans chez une jeune fille
âgée de 10 ans; cause déterminante, frayeur. Mise en
traitement en février 1847, cessation presque immédiate des accidents; ceux-ci n'ont pas reparu. —
Cette malade m'a été confiée par M. le Dʳ PASQUIER,
ex-chirurgien en chef de l'hôtel des Invalides. M. le
Dʳ NOEL a été à même de constater les accès.

Mademoiselle Mélanie R..., âgée de 10 ans, n'a
jamais été sérieusement malade. Toute jeune, elle
a eu la rougeole et depuis elle a été sujette à la

migraine. Elle n'a jamais eu d'affection vermi-
neuse ni glandulaire. Les parents ont toujours
joui d'une bonne santé, jamais ils n'ont eu d'affections nerveuses. On ne peut donc admettre
l'hérédité, et si l'on veut trouver une cause pré-
disposante de l'épilepsie, ce ne serait que dans
la constitution de la jeune fille qu'on pourrait la
supposer. En effet, mademoiselle Mélanie est
petite de stature. Sa tête, bien qu'annonçant pour
plus tard d'heureuses dispositions, est un peu trop
volumineuse; les cheveux sont blonds, les cils peu
abondants. Le blanc de l'œil offre une teinte
bleuâtre, et la pupille est habituellement dilatée.
Le système musculaire est peu prononcé, mais le
système lymphatique prédomine. Le système nerveux est très-impressionnable. La peau est blanche
et fine. Le système membraneux laisse échapper
une odeur souvent infecte, surtout par les narines
et les aisselles, et particulièrement encore à l'approche des accès. Le système circulatoire est faible;
le pouls est fréquent, petit et mou, comme chez la
plupart des épileptiques. Le système digestif est
en bon état, l'appétit est prononcé, il n'y a pas
de soif dans l'intervalle des repas, les selles sont
régulières et les urines un peu muqueuses. Le
sommeil est bon et calme. En résumé, mademoi-

selle Mélanie est d'un tempéramment lymphatique
et nerveux.

INVASION.

La jeune malade se promenait avec une de ses
compagnes, quand elle fut prise du besoin de
courir devant elle dans une direction tout à fait
droite. Au bout de 20 à 25 pas, elle s'arrêta tout
d'un coup ; sa tête se tourna du côté gauche et
les yeux restèrent ouverts et fixes. Son amie s'ap-
procha vivement d'elle et la reçut dans ses bras;
mademoiselle Mélanie était sans connaissance. Les
membres n'offraient aucun caractère catalep-
tique, un peu de mousse se montra à la bouche,
et la jeune fille revint à elle. Il n'y eut pas de
somnolence, mais elle ne put se rappeler ce qui
s'était passé. C'est ainsi que se montrèrent les
premiers accès, de préférence le jour; cependant
plusieurs fois, sur l'oreiller de la malade (on
ne veillait pas auprès d'elle) et à l'endroit où portait
sa tête, on a observé des taches qu'on pouvait attribuer à des mucosités sanguinolentes. Ces taches
se remarquaient à des époques périodiques, de
manière qu'on pourrait supposer qu'un accès avait
lieu tous les 6 jours et alternativement le jour et
la nuit. Plus tard, l'accès débutait toujours par

une marche précipitée, mais la malade tombait,
puis quelque temps après s'agitait d'une manière
convulsive, et enfin présenta les symptômes que
nous allons décrire.

ACCÈS.

Il ne manque rien aux accès pour constituer le
caractère épileptique. Ordinairement annoncés, et
souvent plusieurs jours d'avance, par une odeur
infecte des narines, ils se manifestent ensuite au
moment où l'on y pense le moins. Toutes les heures du jour les ont vus se déclarer. Ni l'approche
des repas, ni le travail de la digestion, n'ont semblé influer sur l'époque de leur apparition. Ils ont
varié de fréquence ; mais depuis que la malade est
soumise à mon traitemant, l'accès survient ordinairement le lundi, à 4 heures de l'après-midi. Cet
accès est assez violent, surtout si l'enfant est en
train de jouer ou de courir. Alors les yeux, ainsi
que les muscles de la partie gauche de la face,
s'agitent d'une manière convulsive et saccadée.
Cette contraction s'étend bientôt aux muscles du
tronc et des membres, qui restent dans cet état
spasmodique environ une minute. La connaissance
se perd, la face se tuméfie, ainsi que les lèvres ;

celles-ci prennent une teinte violacée, et bientôt la
bouche laisse s'échapper des mucosités sanguinolentes, bien que la langue ne présente ensuite aucune trace de lésion ; un bruit rauque s'échappant
de la poitrine annonce que la résolution est près
de s'opérer, et en effet, quelques instants après,
l'anéantissement succède à l'agitation effrayante
qui venait de se montrer. Quelquefois, au rapport
des parents, il n'y a pas d'accablement consécutif,
mais le plus souvent, la somnolence est très-forte
et de longue durée. On m'a dit l'avoir vue persis-
ter pendant 10 à 12 heures sans qu'on pût tirer
la jeune malade de cette sorte de léthargie. La face
reste rouge pendant tout ce temps. A son réveil,
l'enfant ne veut prendre ni boisson ni aliments ;
alors on lui passe de l'eau froide sur la figure, on
lui applique aux extrémités inférieures des cata-
plasmes sinapisés, et enfin tout rentre peu à peu
dans l'état normal. Pendant les accès, il n'y a jamais
eu d'émission de matières fécales, et une fois seulement les urines se sont échappées.

TRAITEMENT.

C'est dans cet état que M. le docteur Pasquier
voulut bien me confier cette malade, à laquelle il

donnait des soins. De suite, le vin de quinquina et des pilules de digitale furent administrés. Leur effet fut assez prompt pour que le troisième accès manquât, ainsi que le quatrième; mais une nouvelle frayeur les ramena aussitôt. La jeune demoiselle était à la campagne avec ses parents, quand un coup de fusil fut inopinément tiré près d'elle. Peu d'instants après, un accès épileptique eut lieu, moins fort cependant que les précédents, puisque la malade put être ramenée immédiatement à Paris. Mais ce fut le dernier, et depuis cette époque (avril 1848) pas le moindre accident de cette sorte ne s'est manifesté. Deux fois la migraine est revenue; mais elle n'a exercé aucune influence fâcheuse, puisque la santé de la jeune fille s'est constamment améliorée. Aujourd'hui sa constitution extérieure est fort remarquable. Mademoiselle Mélanie, infatigable dans les exercices du corps, a acquis un embonpoint très-prononcé. La coloration de la face annonce une circulation active; en effet, le pouls et les mouvements du cœur ont repris leur développement normal, l'appétit est énorme. Enfin mademoiselle Mélanie jouit d'une santé qui lui était inconnue, et sa rare intelligence excite l'attention de l'institutrice qui est chargée de son éducation. Il est, je crois, inutile de dire que l'emploi de la digitale a été continué pendant plusieurs mois après la cessation des accès.

———

Vᵉ OBSERVATION.

HOSPICE DE BICÊTRE. — SERVICE DE M. LE D VOISIN.

Épilepsie (*tournis*) existant depuis cinq ans chez un jeune homme âgé de 16 ans; cause, peur; entré à Bicêtre le 7 septembre 1845. Traitement commencé le 2 octobre 1847; cessation des accidents le 21 janvier 1848.

ANTÉCÉDENTS.

Mar... (Gustave), âgé de 16 ans, a été délicat et petit dans son bas âge; cependant son développement corporel s'est effectué avec promptitude et a eu lieu bien avant l'apparition des accès; rien chez ses parents ne peut faire admettre l'hérédité de l'épilepsie. Le père, que je connais, est fort et n'a jamais été malade. Gustave lui-même a échappé à toutes les maladies de l'enfance, il n'a jamais eu de vers ni de glandes au cou.

ÉTAT PRÉSENT.

Physionomie expressive, œil vif.

Système osseux. — Taille de 1 mètre 47 centimètres, crâne bien conformé, poitrine et épaules larges.

Système musculaire. — Moyennement développé ; cependant Gustave se fait remarquer dans les exercices du corps par sa force musculaire.

Système adipeux. — Presque nul.

Système cutané. — Peau de la face brune et marquée de quelques taches de rousseur ; la peau du corps n'a rien de remarquable.

Système pileux. — Cheveux châtain foncé.

Système nerveux. — Il n'offre pas d'exaspération remarquable.

Système circulatoire. — Pouls faible et fréquent.

Système digestif. — Langue blanchâtre, humide; digestions bonnes, sommeil calme, urines ordinaires.

INVASION.

Elle a eu lieu pendant l'hiver de 1843, à la suite d'une émotion morale et sans phénomènes précurseurs. Les accès furent d'abord incomplets. M... se levait et tournait machinalement autour des corps qui se trouvaient près de lui, souvent c'était autour du poêle. Lorsque le poêle était chaud, il s'y brûlait les mains; la sensation qu'il éprouvait n'arrêtait pas l'accès, bien qu'il perçût nettement la douleur; alors il ne tombait pas encore. Ce besoin de tourner, dont la durée est évaluée à une minute environ, a d'abord été tout le symptôme maladif; mais dans les accès ultérieurs, il a été suivi de la chute du malade, d'abord sans convulsions, mais avec perte de connaissance; puis avec convulsions et perte de connaissance. Ce ne fut qu'au bout de trois mois que les accès furent complets. Alors ils se montrèrent à toutes les heures et dans tous les lieux indistinctement; cependant les parents disent avoir remarqué qu'ils survenaient plus fréquemment pendant que l'enfant satisfaisait aux besoins de la défécation. Ils eurent beaucoup de violence, à en juger par le rapport des parents. Pour en donner une idée, je vais décrire celui dont j'ai été témoin le jour même que le malade fut soumis à mon traitement, le 2 *octobre* 1847. Pendant qu'il répondait à mes questions, il ne put achever le mot *monsieur;* il commença à balbutier la première syllabe, porta la main à son front, et se tourna sur sa chaise vers le côté droit du corps; il tomba de ce côté, mais retenu dans sa chute, il s'étendit par terre avec une contraction de la tête vers la droite. La bouche était contractée dans le même sens; toute la moitié droite du corps était agitée d'une convul-

sion violente, mais le côté gauche ne l'était que
très-faiblement. La face était très-violacée, les
yeux fermés, les lèvres grossies. Un son rauque s'é-
chappa bientôt de la poitrine; la bouche laissa
échapper un liquide mousseux. Au bout de 60 se-
condes (c'est le temps approximatif que ma montre
m'indiqua), il put ouvrir les yeux et regarder va-
guement autour de lui, mais sans pouvoir répon-
dre. Il dormit 3 heures, et l'hébétude persista jusqu'au lendemain. Le lendemain 3 octobre, à 2 heures après-midi, il ne se souvient de rien et vou-
drait dormir. L'appétit est nul, la langue blanche
(elle n'a pas été mordue), la soif assez prononcée. Le pouls est toujours faible et fréquent. Il
paraît que, depuis son entrée à l'hospice, tous les
accès ont été à peu près comme celui-là.

Leur fréquence a toujours assez varié. Tantôt
il y a eu 15 jours d'intervalle, assez souvent ils
sont survenus à 2, 3, 4 jours de distance. Quelquefois on en a vu se manifester plusieurs dans
une même journée, à une demi-heure ou une heure
d'intervalle. On pourrait donc se demander, d'après
les idées que des médecins ont voulu faire préva-
loir, si plusieurs accès avaient eu lieu, ou bien si
ce n'était pas le même qui ne s'était pas terminé
complétement Pour moi, je crois à l'existence de

plusieurs accès, puisque chacun reproduisait l'ensemble complet des phénomènes qui constituent un seul accès.

Phénomènes consécutifs. — Dans l'intervalle des accès, quand ils avaient été un peu éloignés, il ne restait aucune trace de leur existence. Pas de somnolence, retour de l'appétit et des idées. La langue seulement était blanchâtre, et le pouls faible et fréquent.

TRAITEMENT.

2 octobre 1847. — A cause de la somnolence, 60 grammes de café noir après le déjeuner; 3 potages en sus de la portion. Les jours suivants, un bain de barèges répété tous les deux jours, infusion de camomille pendant les repas.

12 octobre. — Il n'y a pas eu d'accès jusqu'au 6. L'accès de ce jour ne diffère pas des autres. Même traitement, plus une pilule, le soir, de datura 3 centigr., et extrait de soucis de vignes 10 centigr.

20 octobre. — Accès le 13; peut-être un peu moins fort, surtout sous le rapport de la somnolence. Un vomissement a eu lieu immédiatement après l'accès; c'est la première fois. Les matières rejetées sont jaunes, huileuses,et une odeur infecte, m'a-t-on dit, s'en dégage. Sept jours après, l'haleine est encore fétide, bien que la langue ait repris sa teinte habituelle et que l'appétit soit assez bon. Douze décigr. d'ipéca. dans un verre d'eau, infusion de chicorée.

23 *octobre.* — Les matières rendues par le vomissement sont fortement bilieuses, mais moins infectes. Douze décigr. d'ipéca, infusion de chicorée.

30 *octobre.* — Pas d'accès depuis le **13**, bien-être général, bon appétit.

> Digitale en poudre. . . . 15 centigr.
> Datura. . . . . 4 —
> Extrait de soucis. . . . . 20 —

pour trois pilules à prendre dans la journée et par-dessus chacune, une tasse d'arnica.

7 *novembre.* — Un accès a eu lieu le **3**, on dit qu'il a été moins fort (**20** jours d'intervalle). État général toujours satisfaisant.

> Digitale. . . . . 20 centigr.
> Datura. . . . . 6 —
> Extrait de genièvre. . . Q. s.

pour quatre pilules à prendre à distances égales ;
infusion d'arnica par-dessus.

3 janvier 1848. — Rien ne se passa de notable
jusqu'au mois de janvier. Les accès se répétèrent
peut-être avec moins de violence, et surtout moins
fréquemment ; mais ils se présentaient avec des si-
gnes bien caractérisés. Une susceptibilité de l'in-
testin m'avait obligé de suspendre la digitale ; mais
à cette époque, elle fut prescrite à la dose de 25
centigr. en poudre dans de l'extrait de réglisse, en
4 pilules, à prendre en quatre fois, avec l'infusion
de camomille pendant les repas.

Nouvel accès le 7 janvier au soir ; cet accès,
tout aussi fort, ou à peu près que les autres, fut,
pendant quelques heures, précédé d'alternatives de
froid et de chaud, ce qui m'engagea à prescrire
du sulfate de quinine 25 centigr., à 2 heures de
l'après-midi, à dater du 16. C'était l'époque où
pouvait se déclarer un nouvel accès ; celui-ci eut
lieu le 10, mais infiniment moins fort, surtout
sous le rapport des accidents consécutifs ; suspen-
sion du sulfate de quinine, continuation de la
digitale avec l'extrait de genièvre, mais alors à 30
centigr.

21 *janvier*. — Nouvel accès, mais sans roideur
convulsive. Le malade a entendu ce qui se passait

autour de lui. Il n'y a pas eu de somnolence consécutive, mais il a été pris du besoin de pleurer.
Ce fut le dernier accès.

1er *septembre* 1848. — Depuis le 21 janvier, aucun accès n'a eu lieu, ni fort ni faible. La digitale a toujours été continuée, soit seule, soit unie
au datura, et toujours à dose décroissante. Des
douleurs d'estomac, probablement occasionnées
par l'usage habituel de la digitale, nous ont en-
gagé à donner au malade un peu de vin de quinquina, et depuis le mois de juillet, il en prend 60
grammes par jour.

1er *mars* 1849. — Toujours bien depuis le 21
janvier 1848. La guérison peut donc être regardée
comme réelle.

VIe OBSERVATION.

Épilepsie (*tournis*) durant depuis trois ans chez un garçon âgé de 10 ans, traitée sans succès par plusieurs
médecins; cause présumée, frayeur; guérison facile.
—J'ai dû ce malade à l'obligeance de M. le Dr A. THIBERT.

C. F..., âgé de 10 ans.

Système osseux. — Épaules et poitrine étroites,

os grêles, construction osseuse plutôt d'une fille que d'un garçon, crâne magnifiquement conformé; si l'on doit croire à la phrénologie, toutes les facultés de l'esprit et du cœur se rencontrent dans cette tête encore enfant.

Système musculaire. — Peu prononcé, très-peu de force dans les membres supérieurs. Les inférieurs semblent avoir peine à soutenir l'individu; les jambes chevauchent et se heurtent lors de la marche, qui est bientôt un sujet de fatigue.

Système pileux. — Poils châtain clair et très-fins.

Système cutané. — Peau blanche, douce et fine, comme celle d'une jeune fille.

Système nerveux. —Très-impressionnable ; l'enfant est souvent boudeur, mais comme il est affectueux, il revient facilement.

Système circulatoire. — Faible et fréquent.

Système digestif. — Appétit bon, soif assez fréquente dans la journée, langue blanchâtre et humide, sommeil agité.

Hérédité. —L'hérédité ne peut pas être supposée chez C. ; mais sa mère, femme d'une grande beauté et à laquelle il ressemble beaucoup de figure et de constitution, est très-nerveuse. Dans plusieurs circonstances en outre, sa sensibilité a dû être mise à l'épreuve, lors même qu'elle était enceinte de cet enfant.

Jusqu'à l'âge de 14 mois, la santé de C. fut remarquable ; mais à cette époque, une convulsion, et depuis, quelques accidents nerveux, se firent observer ; plus tard des spasmes dans la bouche, dans la gorge, des étranglements, survinrent, et en même temps, on observa une dépravation dans le goût, le désir de manger les saletés qu'il trouvait dans la rue.

Ces sortes d'étranglement se faisaient remarquer deux ou trois fois par mois, surtout au moment des repas, et comme l'enfant était sujet à des enflammations de la gorge ou des amygdales, on ne recherchait pas d'autre cause.

Ce ne fut qu'à l'âge de 5 ans que ces symptômes, devenus plus prononcés et plus fréquents, fixèrent l'attention ; mais ils étaient encore si légers qu'on les considéra plutôt comme circonstance insolite qu'inquiétante. Cependant on en parla au médecin habituel, qui n'hésita pas à les regarder comme épileptiques. Les bains chauds et froids, des pilules, furent essayés inutilement. Un autre médecin fut consulté : celui-ci fut bien d'accord avec le premier sur la nature de la maladie, mais son traitement ne fut pas plus heureux.

Une circonstance qui aurait pu modifier cet état maladif, au moins momentanément, n'apporta pas le moindre changement. Je veux parler d'une rou- geole et d'une varioloïde, qui, l'une après l'autre, tourmentèrent le malade.

A 5 ans ½, les crises prirent plus d'intensité et de fréquence; comme elles différèrent peu de ce qu'elles sont en ce moment, nous les décri- rons tout à l'heure.

ÉTAT PRÉSENT.

L'enfant est assez grand pour son âge, mais dé- licat et très-impressionnable.

ACCÈS.

Fréquence. — Les accès ont eu lieu quelquefois à des distances très-rapprochées; on en a compté jusqu'à 14 dans les 24 heures , mais ce n'est arrivé qu'une seule fois. En général, il y en a 2 ou 3 par semaine, et quelquefois 4 et 5 en un seul jour.

Caractère. — Au moment où je fus consulté , les accès avaient lieu indistinctement et de la même manière pendant la marche ou pendant que le malade était assis , pendant la veille ou le sommeil, au milieu des occupations, ou lors du repos.

Les changements de temps et de régime n'exerçaient aucune influence, il en était de même pour les excitations morales.

Si l'enfant était debout quand l'accès le prenait, il piétinait sur place, et se mettait à tourner sur lui-même , cherchant à s'asseoir ou à s'appuyer après quelqu'un ou quelque chose, et cependant continuant à tourner autour de ce corps, quand il l'avait rencontré. S'il était assis, il s'agitait sur sa chaise en remuant les jambes , le corps et la tête, comme s'il eût essayé de tourner, mais sans pouvoir se dresser sur ses jambes. Ce mouvement avait lieu des deux côtés du corps, mais plus fréquemment du côté droit.

Au bout de quelques instants de cette manœuvre, évaluée à une minute, l'enfant tombait, et alors présentait l'état suivant.

Mouvement prononcé dans les paupières, souvent contraction en haut de la lèvre supérieure et surtout du côté droit de la bouche, roideur convulsive des membres du côté droit principalement; en même temps, rougeur violacée de la face, respiration bruyante et stertoreuse, et apparition de matières glaireuses à la bouche.

Les urines souvent s'écoulent pendant l'accès, soit qu'il ait lieu la nuit, soit qu'il ait lieu le jour.

La connaissance est complétement perdue, ainsi que le souvenir de ce qui s'est passé.

Le sommeil consécutif ne se prolonge pas ordinairement, quelquefois cependant 4 heures de sommeil ont été nécessaires.

Lorsque les accès se sont répétés fréquemment, il reste une hébétude assez grande et beaucoup d'irascibilité.

La durée des accès est en général assez courte, 3 minutes au plus.

TRAITEMENT.

Parmi les moyens employés par les confrères qui m'avaient précédé, la belladone, l'ammoniaque, et les bains froids, peuvent être regardés comme les principaux. Cependant, comme la belladone avait été donnée même à des doses toxiques et sans produire d'effets appréciables en bien ou en mal, je voulus l'employer de nouveau. Trois pilules furent donc données par jour, contenant chacune 1

centigr. de belladone et 10 centigr. d'extrait de
genièvre, la dose devant aller en augmentant de 4
en 4 jours, à moins d'indication contraire. Les 15
premiers jours se passèrent sans rien de notable ;
mais au bout de ce temps, et sans que rien ne se
fît observer du côté du cerveau, les accès se répétèrent d'une manière insolite : ainsi, au moment
où je fis suspendre ce médicament, il y avait 4
jours qu'il se passait peu d'heures dans la journée
sans que le malade n'éprouvât un simple étourdissement ou bien un accès, et la dose de la belladone n'était qu'à 7 centigr. par jour. La vue était
constamment trouble, et de fréquentes nausées
tourmentaient le malade.

Eau de Seltz pour ajouter à de la limonade, 30
grammes de café noir en deux fois, eau froide sur
le visage plusieurs fois par jour.

Au bout de quelques jours, l'effet toxique parais-
sait cessé, excepté la susceptibilité de l'estomac,
qui fut combattue par une infusion de 8 gr. de
quinquina dans 180 gr. d'eau pour prendre par
cuillerée.

35e *jour de traitement.* — A ce moment, nous crû-
mes pouvoir essayer de nouveau quelque moyen de
combattre l'affection principale. La digitale fut
donc choisie, unie d'abord au datura stramonium

et à l'extrait de quinquina, à cause de la susceptibilité de l'estomac.

Pendant les premiers jours, les accès parurent se
rapprocher, il est vrai, mais se régulariser : c'était
toujours à l'approche des repas qu'ils survenaient,
ou bien vers les 4 heures du matin. La digitale
n'était encore qu'à 5 centigr., et le datura à 3 centigr. Cette espèce de périodicité m'engagea à donner
une nourriture plus substantielle au malade. C'é-
tait un moyen, d'ailleurs, de prévenir l'irritation
déterminée de la digitale, si elle était cause du
retour des accidents.

55ᵉ jour de traitement. — Forte nourriture, un
peu de bon vin, et potion avec eau 180 gr.,
digitale en poudre 15 centigr., extrait de datura
33 centigr., sirop d'écorce d'orange 15 grammes,
pour prendre par cuillerée dans les 24 heures.

Tous les 3 jours, la dose de la digitale fut aug-
mentée d'un centigr.

65ᵉ jour de traitement. — Les accès n'ont pas
diminué de fréquence, mais sont infiniment
moins forts, le plus souvent ceux du jour ne sont
plus suivis de somnolence.

114ᵉ jour de traitement. — Enfin le 114ᵉ jour du
traitement, par conséquent au bout de 3 mois ½,
après avoir perdu leur fréquence par degrés, les ac-

cidents ont complétement cessé pour ne plus revenir.

La digitale a été continuée pendant 2 mois; tantôt on en diminuait la dose, tantôt on la cessait pendant quelques jours. Depuis près d'un an $\frac{1}{2}$, la guérison ne s'est pas tant soit peu démentie, et les forces se sont accrues dans une grande proportion.

Des médecins dont le nom a souvent fait autorité ont pensé que plusieurs accès ne pouvaient avoir lieu dans une même journée, et que lorsqu'on observait plusieurs convulsions à des heures plus ou moins éloignées, c'était toujours le même accès qui ne s'était pas complétement terminé, et qui se reproduisait au bout d'un certain temps. Ils ont ainsi comparé l'accès épileptique à une bouteille de Leyde qui se décharge plus ou moins complétement.

Il serait important de savoir sur quoi est motivée une pareille assertion ; ce n'est évidemment pas là une explication.

D'autres veulent bien accorder que deux ou trois accès se montrent dans une même journée, mais refusent positivement d'admettre qu'il s'en puisse produire douze ou quinze, comme malheureusement l'observation l'établit. Selon eux, la répétition des accès est un caractère de l'éclampsie et non de l'épilepsie. Le moyen de juger cette question est bien simple, et il est étonnant que ces médecins ne l'aient pas employé : c'est de préciser les symptômes qui caractérisent cette dernière maladie. Si, après cela, ces symptômes se reproduisent douze, quinze et même cinquante fois, dans une même journée, il n'y aura plus possibilité de nier que ce nombre d'accès peut avoir lieu ; il faudra se décider à admettre le fait.

Me renfermant dans les définitions adoptées jusqu'alors, il ne saurait y avoir de doute pour moi qu'un grand nombre d'accès peuvent avoir lieu à de très-courts intervalles ; j'en rapporterai quelques faits. Une jeune fille qui m'a été confiée par M. le docteur Hervez de Chégoin, médecin en chef de l'hospice Necker, a éprouvé jusqu'à 14 et 15 accès par jour, et cependant tout fait espérer la cessation de quelques accès qui existent encore.

Dernièrement un malade de Bicêtre, service de M. le docteur Voisin, en a présenté plus de 20 dans une seule matinée.

Enfin un fait que je crois unique s'est offert dernièrement à mon observation, et doit trouver place ici. C'est celui d'un homme de 28 ans, sujet depuis plusieurs années à des attaques d'épilepsie, dont on peut trouver la cause dans l'habitude des

excès vénériens et surtout de l'onanisme. Les crises avaient lieu tous les quatre mois, et je n'avais
pas encore été témoin de ce qui pouvait les constituer, quand on vint me chercher à minuit
pour ce malade; qui, me dit-on, sortait d'un
accès. Je remis au lendemain une visite que je ne
supposais pas importante. Mais le lendemain
j'appris avec surprise que les accès s'étaient
reproduits toutes les 10 minutes. Malgré leur
fréquence, les accès étaient distincts les uns
des autres; l'état convulsif durait juste 72 secon-
des, l'abattement avait lieu pendant 5 à 6 minutes,
le corps se couvrait d'une sueur abondante et vis-
queuse; pendant les 3 minutes qui restaient, le
malade tournait la tête lorsqu'on lui parlait, et
quelquefois même il regardait la personne qui lui
avait adressé la parole. C'était le seul signe qui in-
diquât qu'il n'était plus étranger à ce qui se passait autour de lui.

Dans un tel état de choses, il était bien difficile
d'appliquer un traitement actif et raisonné. D'ailleurs le peu d'inquiétude qu'il causait à sa famille
m'engagea à rester simple spectateur. Sa femme
m'assura que des crises de ce genre étaient habi-
tuelles, qu'elles duraient trois jours, qu'ensuite
les accès s'éloignaient par degré, et qu'enfin l'état

normal se rétablissait. Cette fois, nous ne fûmes pas aussi heureux ; la mort eut lieu au bout de 36 heures.

Je ne pouvais partager la sécurité de la famille, et à cause de la rougeur excessive de la face, j'avais fait placer quelques sangsues à l'anus ; mais aussitôt que le sang commença à couler, les accès se rapprochèrent encore et survinrent toutes les 5 minutes. Ce fut un nouveau motif pour m'abstenir de tout traitement jusqu'à ce qu'une consultation ait décidé ce qu'il serait à propos de tenter ; mais la proposition que j'en fis fut formellement rejetée.

Ce qu'il nous importe de relater ici, c'est qu'un nombre d'accès incalculable ait pu se produire à des distances aussi rapprochées, et que cependant dans les crises précédentes le calme et la santé se soient rétablis.

———

Depuis longtemps, les médecins vétérinaires ont signalé chez les bêtes à laine et chez le bœuf, le cheval et le chien, une maladie dont le symptôme principal consiste dans un mouvement de rotation que l'animal opère sur lui-même ; ils ont décrit cette maladie sous le nom de *tournis*. Selon eux, la cause matérielle est dans la présence d'entozoaires développés dans le cerveau. Cette lésion

anatomique a fait regarder le tournis comme mor-
tel. Cependant M. Leblanc, un de nos vétérinaires
les plus distingués, l'a vu guérir plusieurs fois
chez le cheval, sur lequel sa profession l'a mis à
même de porter une attention spéciale. Il est douteux que, dans ces cas, la cause matérielle dont
nous parlons ait existé. Le traitement s'est en
effet borné à des affusions d'eau froide faites sur
la tête de l'animal. Un semblable moyen est bien
plus propre à combattre une affection nerveuse
ou une simple fluxion, qu'à détruire des entozoaires. On est donc en droit d'admettre que le tournis
n'a pas toujours pour cause une lésion anatomique aussi grave.

On a pensé que le tournis existait aussi chez
l'homme, et en 1839, M. le docteur Belhomme
s'est attaché, dans un mémoire sur cette maladie,
à préciser le siége que devaient occuper les hydatides pour expliquer le mouvement de rotation
que le malade fait sur lui-même. Dans ce travail,
où sont consignées des observations curieuses em-
pruntées au *Dictionnaire de médecine et de chirur-
gie vétérinaire*, par M. Hurtrel d'Arboval, et
plusieurs faits d'anatomie pathologique observés
par lui-même, par MM. Serres et Magendie,
M. Belhomme se croit en droit de prendre les
conclusions suivantes :

1° Le tournis reconnaît toujours pour cause le développement d'hydatides dans la substance cérébrale ;

2° Le tournis a lieu tout aussi bien par la compression des fibres du cerveau que par celle du cervelet ;

3° La rotation est déterminée par la blessure, la section, ou la maladie d'un des pédoncules du cervelet ;

4° La rotation a lieu du côté de la lésion ou de l'affection ;

5° Le tournis est incurable. Aucun traitement ne peut être conseillé, à moins de faire, comme chez le mouton, une trépanation du crâne lorsqu'on aura le soupçon de vers hydatides ou d'un corps étranger quelconque.

Cette manière de voir, un peu trop exclusive, n'est pas à l'abri d'objections. Les succès obtenus dans le traitement du tournis du cheval, et aussi dans une affection toute semblable chez l'homme, me fondent à repousser ce qu'il y a d'absolu dans les conclusions du mémoire de M. Belhomme. Chez l'homme, l'affection qui a présenté de la ressemblance avec le tournis des animaux est évidemment une forme de l'épilepsie. On peut toutefois lui conserver le nom de *tournis*, qui n'a sans

doute été donné à la maladie des animaux qu'à
cause du mouvement de rotation qu'ils exécutent
sur eux-mêmes, et non en raison de la lésion anatomique signalée par les vétérinaires. J'en relate
deux observations. Elles prouvent à mes yeux
qu'une altération organique n'est pas indispensable
pour que le mouvement de rotation se manifeste,
et qu'il peut être le résultat d'une maladie du
système nerveux, sans lésion appréciable, ou d'une
contraction spasmodique des muscles d'un côté
du corps, destinés à certains mouvements.

Je ne prétends pas pour cela que la formation
d'une tumeur, quelle qu'en soit d'ailleurs la nature, et ayant son siége dans la substance cérébrale
et spécialement dans l'un des pédoncules du cervelet, ne puisse déterminer des accidents convul-
sifs susceptibles de produire des symptômes ana-
logues au tournis ; mais ce que je considère
comme incontestable , c'est qu'il n'est pas vrai
de dire que constamment il y ait des entozoaires
ou des lésions organiques toutes les fois que
l'homme ou qu'un animal exécute le mouvement
de rotation qu'on appelle le tournis. Je me crois
fondé à soutenir cette opinion, parce qu'il n'est
pas admissible que chez les deux malades dont je
viens de parler, il y ait eu altération notable de la

substance nerveuse, et surtout présence d'hydatides. Leur constitution repousse toute idée de
l'existence d'entozoaires; mais c'est surtout la fa-
cilité avec laquelle le traitement a réussi qui
éloigne toute supposition de cette nature. Il fau-
drait attribuer à la digitale et aux substances
narcotiques une action spéciale dont on n'a
jusqu'alors point eu l'idée, on devrait leur croire
la puissance de faire résorber les entozoaires, ce
qui n'est point admissible.

Chez un autre malade, dont j'ai publié ailleurs
l'observation, le tournis était tellement prononcé que les personnes qui habitaient avec
lui lui avaient donné le surnom de *Pirouette*;
l'affection épileptique était survenue à l'âge de
28 ans. C'était un individu fort et robuste, mais
affaibli momentanément par suite d'excès, de
débauche et d'onanisme; ce n'est pas dans ces
conditions d'âge et de constitution que se manifestent les hydatides, et la guérison du malade,
quoique longue et difficile, exclurait encore cette
supposition. Enfin les succès obtenus par M. Leblanc, au moyen d'affusions d'eau froide sur
la tête, chez des animaux, confirment encore
qu'un simple état nerveux peut, dans certains

cas, être considéré comme la seule cause des trou-
bles extérieurs.

A l'appui de l'opinion qui admet, comme cause
du tournis, une contraction spasmodique des muscles, on peut rapporter des exemples d'affections
semblables se passant sur des muscles d'autres
parties et destinés à d'autres mouvements. Ainsi
il n'est pas très-rare d'observer, comme symptôme
précurseur d'un accès d'épilepsie, le besoin de
courir suivant une ligne droite ou oblique tellement régulière que les malades se heurtent sur les
objets qui se rencontrent sur leur passage sans
pouvoir se déranger, ou si on les arrête dans leur
marche et si l'on essaye de changer la ligne d'im-
pulsion à laquelle ils obéissent ; on voit avec
étonnement qu'aussitôt qu'ils sont abandonnés a
eux-mêmes, ils reprennent leur course dans la direction qu'ils avaient affectée d'abord. Ils ressemblent
à des machines montées par un ressort; on dirait
qu'ils sont poussés par une force irrésistible.

M. Vallée, qui est chargé de l'éducation des
idiots à Bicêtre, et qui s'acquitte de cette mission
d'une manière si digne d'éloges, peut se souvenir
d'un épileptique de sa salle qui se mettait à courir tout droit jusqu'à la muraille; alors, le ventre
et la tête appliqués contre elle, il persistait à

agiter ses jambes comme s'il avait continué de
marcher, jusqu'à ce que le vertige eût lieu. Mais
il arriva que pour le préserver on le saisit; à ce
moment, s'échappant des mains de ses gardiens,
il repartit encore dans le même sens, mais la crise
eut lieu et l'arrêta bientôt.

Je ne sache pas que l'anatomie pathologique
ait encore rien déterminé qui puisse expliquer ce
mouvement forcé dans un seul sens. J'attribue
ces symptômes à un simple état spasmodique. Si
cette cause porte ici son action sur les muscles
qui excitent la progression en avant ou oblique-
ment, n'est-il pas rationnel d'admettre que la contraction spasmodique peut se porter sur les muscles d'une des parties latérales du tronc et déterminer le tournis ?

Chez le plus grand nombre des épileptiques, la
tête se tourne d'un côté au moment où l'accès va
commencer; le plus souvent aussi, pour ne pas
dire toujours, un des côtés du corps est convul-
sionné plus que l'autre. Et cependant jusqu'alors,
l'anatomie pathologique après la mort, et la con-
servation des facultés cérébrales pendant la vie,
éloignent l'idée d'une altération des pédoncules
du cervelet, ainsi que d'une lésion de l'organe en-
céphalique.

CONCLUSIONS.

Des faits rapportés, j'établis comme conséquences :

1° Il y a progrès dans le traitement de l'épilepsie.

2° La guérison de l'épilepsie, quand elle a lieu, n'est pas exclusive aux premiers âges de la vie, on peut aussi l'obtenir à un âge même assez avancé.

3° Cette différence d'âge ne modifie pas d'une manière notable les chances de succès ni la difficulté de traitement.

4° Les complications d'idiotisme, de paralysies plus ou moins étendues, etc., ne sont pas des obstacles insurmontables à la guérison.

5° Le traitement peut être facile et de courte durée, mais il est impossible par avance de rien préciser à cet égard.

6° La digitale mérite de fixer l'attention des praticiens dans le traitement de l'épilepsie.

7° L'opinion émise par quelques médecins, que plusieurs accès ne peuvent se montrer dans une même journée, n'est pas suffisamment motivée.

8° On a commis une erreur en donnant comme symptôme caractéristique de l'épilepsie « une pâleur extrême, succédant brusquement, vers la fin de l'accès, à la rougeur de la face qui existait pendant celui-ci. »

9° Il existe chez l'homme une forme de l'épilepsie à laquelle on peut conserver le nom de *tournis*.

10° Le tournis n'est pas toujours dû à une lésion du cerveau ou des pédoncules du cervelet.

11° Enfin le tournis n'est pas une maladie incurable.

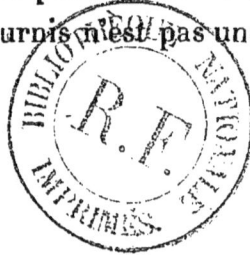

Paris. — Rignoux, Imprimeur de la Faculté de médecine, rue Monsieur-le-Prince, 29 *bis*.

www.ingramcontent.com/pod-product-compliance
Lightning Source LLC
Chambersburg PA
CBHW070834210326
41520CB00011B/2245